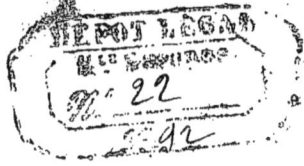

DU STRABISME

Contribution à l'étude de la valeur comparative du traitement médical et chirurgical.

Par le Docteur AUDIBERT.

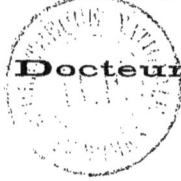

Les observations, pourvu qu'elles soient personnelles et faites de bonne foi, sont toujours utiles.

TAINE.

Avant d'entrer dans la courte discussion qui va suivre au sujet du strabisme, nous ne croyons pas inutile de rappeler, à notre tour, l'épigraphe suivante, que l'éminent professeur, M. Javal, avait placée en tête d'un travail sur la myopie progressive, qu'il publiait, il y a quelques années, dans un journal belge d'ophthalmologie.

« Si les chefs d'école ont pu grouper autour d'eux un nombre
« plus ou moins considérable de partisans, c'est qu'ils ont eu
« assez d'habileté ou assez de puissance pour manier à leur profit
« deux principes ou mobiles inhérents à la nature humaine :
« l'enthousiasme et la crédulité. L'enthousiasme inspire une foi
« aveugle. C'est chose merveilleuse de voir avec quelle facilité
« singulière les esprits les plus distingués, comme les plus vul-
« gaires, acceptent sans contrôle les idées qui leur sont inspirées
« par celui qu'ils regardent comme leur chef ou leur maître. Il
« y a un temps où cet enthousiasme est à son comble et la cré-
« dulité sans limites ; mais il y a une époque où l'enthousiasme
« tombe et où le désenchantement arrive. On s'étonne d'avoir
« pris feu pour des chimères, on déplore son aveuglement ; et
« cependant vienne un nouveau chef, aussi puissant ou aussi

« adroit, les mêmes illusions reparaissent, et toujours l'huma-
« nité tourne autour du même cercle. » (Andral, *Leçons sur
l'Histoire de la Médecine.*)

Ces réflexions d'Andral, qui illustra dans son époque la chaire
de Pathologie générale de la Faculté de médecine de Paris, nous
les avons choisies dans un sentiment d'ailleurs purement et
exclusivement scientifique, pensant que l'on pourrait les appli-
quer à un certain nombre d'innovations ou de procédés qui ont
cessé de vivre, *multa renascentur quœ jam cecidére*; mais
nous nous contenterons de les attribuer à la thèse que nous
voulons soutenir, savoir : l'inefficacité constante des moyens
médicaux (mydriatiques ou myotiques), et des moyens orthopé-
diques (louchettes, lunettes à verres convexes, ou concaves, ou
prismatiques), pour guérir le strabisme convergent ou divergent.

Nous essaierons ensuite de déterminer, avec l'appui de deux
observations principales, la supériorité et les indications mar-
quantes du traitement chirurgical, par la *ténotomie* ou *strabotomie*, dont les effets devront être soutenus et assurés par l'exé-
cution méthodique et temporaire d'exercices *orthophthalmiques
post-opératoires.*

I. Traitement médical par les mydriatiques *(atropine)*
et les myotiques *(ésérine).* — On avait proposé, il y a une
dizaine d'années, de traiter le strabisme par les instillations
d'atropine et même d'ésérine. Cette méthode, que ses adeptes
n'ont pas longtemps suivie, se basait sur ce principe que l'accommodation pour les grandes distances gouverne la convergence
des yeux. De là, la proposition de combattre la convergence
excessive des yeux hypermétropes et le strabisme qui en est la
conséquence, en supprimant momentanément l'accommodation
par la paralysie atropinique des muscles accommodateurs.
Mais d'autres ophthalmologues non moins distingués se sont
attachés à démontrer, par des faits cliniques, que le strabisme
convergent coïncide bien plus souvent avec une myopie de l'œil
dévié qu'avec une hypermétropie de cet œil. Ils ont, en outre,
refusé d'admettre que l'instillation d'atropine pût supprimer
l'accommodation par la paralysie du muscle ciliaire. Ces instillations d'atropine devaient être faites dès la première apparition

du strabisme, avant tout changement dans les muscles convergents, dans les deux yeux, de façon à obtenir une dilatation maxima des pupilles ; ce qui devait équivaloir, d'après cette théorie, à une paralysie complète des muscles accommodateurs. De plus, il fallait continuer ces instillations assez longtemps, pour que les habitudes de convergence excessive aient disparu, lorsque l'enfant regardait de près. Dans certains cas, au lieu de l'atropine, on devait employer les myotiques, comme l'ésérine, qui resserraient la pupille au lieu de la dilater, et dont les effets, prétendus également favorables dans le strabisme, étaient attribués à ce que ces agents immobilisent l'accommodation en contracturant le muscle ciliaire. Interprétation inverse, aussi souple qu'ingénieuse, mais insuffisamment établie pour lever tous les doutes et fixer la conviction des nombreux dissidents, si on tient compte en même temps des réserves faites par les promoteurs du système, à savoir que ce traitement, par les mydriatiques ou par les myotiques (antagonistes des premiers), n'avait aucune action sur les enfants d'un certain âge. Quant aux succès obtenus, paraît-il, dans les cas de strabisme convergent intermittent, on peut les considérer comme sans importance, attendu que le strabisme intermittent guérit le plus souvent d'une manière spontanée.

II. Traitement orthopédique. — On a successivement imaginé et conseillé trois genres de lunettes pour obtenir la guérison du strabisme : des coquilles percées d'un trou central, appelées *louchettes* ; des lunettes munies de verres *convexes* ou *concaves* , suivant le sens de la déviation oculaire, et des lunettes à verres *prismatiques*.

1° *Louchettes*. — En faisant porter ce genre de lunettes, on espère que les deux yeux se mettront exactement en rapport avec les ouvertures des coquilles, et qu'aussi les axes optiques convergeront sur les objets que le sujet regarde. Illusion : l'expérience démontre que l'œil sain regarde seul à travers le trou de la coquille correspondante, pendant que l'œil strabique ne fait pas le moindre effort pour se redresser. La vision reste *monoculaire,* loin de devenir *binoculaire*. Alors on a pensé qu'en ne laissant libre que l'ouverture de la coquille correspondant à l'œil strabique, et en obturant celle qui correspond à l'œil sain, le premier serait forcé de se redresser pour l'accomplissement de la vision. C'est bien ce qui arrive ; mais, de ce fait, l'œil non strabique subit, en raison de la loi d'association synergique des muscles de l'œil, un mouvement en sens inverse de celui qui est accompli par l'œil dévié, et finirait par devenir strabique à son tour, si ces exercices étaient continués pendant un certain temps. On peut se convaincre de ce fait par l'expérience suivante : faites fixer au sujet un porte-plume placé verticalement à la distance de trente centimètres. Vous remarquerez que l'axe optique de l'œil droit, supposé sain, se porte sur l'objet, pendant que l'œil gauche, strabique, reste dévié en dedans vers le grand angle de l'orbite. Masquez alors l'œil droit avec la main et invitez le sujet à regarder le porte-plume. Bientôt l'œil gauche se redresse en dehors et son axe optique vient tomber sur l'objet. Après quelques instants de cette fixation soutenue, si vous retirez brusquement la main qui masquait l'œil droit, vous reconnaissez que ce dernier œil s'est dévié en dedans, c'est-à-dire qu'il est devenu strabique.

S'agit-il d'un strabisme divergent, la même expérience permettra d'observer des effets analogues, mais en sens inverse. Il faut donc conclure que les *louchettes ne sont d'aucune utilité* dans le strabisme. Bien au contraire, en condamnant l'œil strabique à un repos absolu, elles ont pour effet de diminuer la sensibilité de la rétine correspondante et même d'augmenter le degré du strabisme. Si dans ces louchettes on obture le trou de la coquille en rapport avec l'œil sain, on pourrait améliorer l'état de l'œil strabique qui, alors, fonctionnerait seul, mais en produisant un strabisme de l'œil sain mis au repos.

2° *Lunettes à verres convexes et concaves.* — Pour conseiller l'emploi de verres convexes dans le strabisme convergent, et de verres concaves dans le strabisme divergent, on s'est basé sur des considérations purement théoriques, tendant à faire admettre que le strabisme convergent est la conséquence de l'hypermé-tropie et le strabisme divergent, le résultat de la myopie. Nous avons déjà dit que cette conception a été combattue. L'observation clinique, faite dans ce sens, a souvent démontré que c'est le strabisme convergent qui coïncide, dans bon nombre de cas, avec la myopie, mais qu'il peut aussi y avoir une absence totale de strabisme apparent avec un certain degré de myopie. Faisons d'ailleurs remarquer que, si le strabisme convergent était la conséquence directe de l'hypermétropie, la déviation de l'œil en dedans serait très fréquente à partir d'un certain âge, puisque la plupart des personnes deviennent hypermétropes dès l'âge de 40 à 45 ans. Or, il est très rare que le strabisme convergent apparaisse chez des sujets qui n'en ont pas été affectés dans leur jeunesse. Il ne faut donc pas compter sur l'emploi des lunettes à verres convexes ou concaves pour guérir le strabisme convergent ou divergent.

3° *Lunettes à verres prismatiques.* — On sait que les rayons lumineux qui traversent un verre prismatique sont déviés vers la base du prisme. Supposons un objet quelconque, vu à travers un verre prismatique. Si, avant de placer le verre prismatique devant l'œil, l'image de ces objets se formait sur le centre de la rétine, c'est-à-dire sur la région de la *macula*, en plaçant devant l'œil le verre prismatique, la base de ce verre tournée en bas, l'image se formera sur la rétine, *au-dessous* de la région de la macula. Si on regarde un objet avec les deux yeux à la fois, l'un des yeux regardant l'objet sans intermédiaire de verre prismatique, l'autre à travers un verre prismatique, l'image de l'objet se formera dans le premier œil au niveau de la région de la macula, dans l'autre œil (muni du prisme), au-dessous de la macula. Les deux images ne sont donc pas fusionnées par le sensorium, puisque les deux rétines sont impressionnées dans des régions différentes, c'est-à-dire *non identiques* de leur étendue. Il se produit alors une diplopie gênante, et comme le sujet a horreur des images doubles, il tend à les fusionner en attirant l'œil dans une direction opposée au strabisme, c'est-à-dire en le redressant. Il ne peut y arriver que par la contraction répétée d'un des muscles de l'œil, contraction qui a pour effet d'augmenter la force de ce muscle, comme l'admet Donders lui-même, quand il dit dans son *Discours sur l'harmonie dans la vie animale, 1847 :* « Les muscles se développent à mesure qu'on s'en sert ». Mais pendant que ce muscle gagne en force, il combat l'excès d'action du muscle antagoniste qui entraîne alors l'œil en sens inverse. A mesure que l'œil se redresse, on fait usage de prismes de moins en moins forts. Quoi qu'il en soit, l'emploi des lunettes à verres prismatiques, chez les strabiques, est passible de deux objections :

a) On ne provoque la diplopie avec un verre prismatique placé devant l'œil strabique, qu'autant que la rétine de cet œil a conservé une sensibilité déterminée. Or, chez un grand nombre de strabiques, la sensibilité de la rétine de l'œil dévié est tellement diminuée, qu'alors même que l'image de l'objet se forme vers les parties centrales de la rétine, l'impression produite est si faible, que le sujet fait abstraction de cette seconde image et qu'on ne provoque même pas de diplopie.

b) En admettant que la sensibilité de la rétine de l'œil strabique soit assez développée pour donner lieu à la diplopie, et que le sujet, pour se soustraire à cette dernière, contracte le muscle de l'œil antagoniste de celui qui entraîne l'organe dans le sens même du strabisme, on provoque, en vertu de la loi de l'association des mouvements des deux yeux, une contraction de l'un des muscles de l'œil sain, et on retombe encore dans l'inconvénient occasionné par les louchettes, c'est à-dire qu'en cherchant à redresser l'œil strabique, on produit un strabisme de l'œil sain. On ne saurait donc compter sur les lunettes à verres prismatiques pour corriger le strabisme. Tout au plus pourrait-on en conseiller l'emploi dans les cas d'une déviation légère.

Nous ne voulons dire qu'un mot, en passant, du moyen qu'a imaginé Javal, par le procédé du *stéréoscope*, pour traiter le strabisme, en faisant exécuter des mouvements répétés au muscle le plus faible et en stimulant la tendance à la vision binoculaire. Cette méthode, qui comporte encore bien des restrictions, n'est applicable, avec quelque chance de succès, que si l'œil dévié possède encore une acuité suffisante pour que la vision avec les deux yeux provoque la diplopie ; il faut donc que le sujet s'habitue, par des exercices préalables, à ne plus neutraliser l'image fournie par l'œil amblyope. C'est seulement, en effet, quand il percevra deux impressions isolées en regardant dans le stéréoscope, qu'il cherchera à les fusionner, si les objets sont convenablement disposés. Comme on le voit, ce procédé poursuit également et peut obtenir la contraction isolée de l'un des muscles de l'œil, de façon à permettre, au moyen d'exercices réitérés, d'augmenter sa puissance contractile et de le rendre capable de contre-balancer l'action de son antagoniste. Mais, encore une fois, ces exercices n'ont de chance d'aboutir qu'après de longues et patientes tentatives, et même dans les débuts du strabisme périodique seul. Ils resteront impuissants dans le strabisme permanent, vrai, sauf à risquer de produire aussi la déviation de l'œil sain, par la continuité des essais. Il sera plus rationnel de les adjoindre aux moyens orthophthalmiques post-opératoires, dont nous parlerons plus loin, pour essayer de régulariser et de rendre durables les effets plus sûrement correctifs de la ténotomie ou strabotomie.

Puisque nous n'avons trouvé, dans aucun des procédés que nous venons de décrire, aucun moyen propre à guérir le strabisme, nous devons demander ce résultat à l'opération, à la strabotomie, qui, seule, peut le donner, dans des conditions particulières que nous allons rapidement déterminer.

III. Traitement chirurgical. — Et d'abord, il est bon de savoir que tous les genres de strabisme ne sont pas justiciables de l'opération.

Le strabisme est une anomalie dans la direction des yeux, par suite d'un défaut de convergence des axes optiques vers les objets regardés, dans la vision binoculaire. Un cas de strabisme étant donné, il faudra rechercher s'il est de nature *spasmodique*, de nature *paralytique*, s'il est *alternant* ou *périodique intermittent*, ou *faux*, *apparent*, ou s'il est enfin *permanent*. Cette dernière forme, la plus commune, appelée aussi *strabisme monolatéral*, *vrai*, *concomitant*, est celle que nous visons principalement dans cette courte étude, qu'il appartienne à un des types *convergent* ou *divergent* le plus généralement répandus.

Le strabisme *paralytique* diffère du *spasmodique*, en ce que, dans le premier, si on cache l'œil sain, l'œil strabique ne se redresse qu'imparfaitement pour faire converger son axe optique sur l'objet présenté au malade. Dans le strabisme *spasmodique*, au contraire, si on met la main devant l'œil sain, on voit l'œil dévié reprendre une situation en rapport avec l'objet, pendant que l'œil sain se dévie à son tour. Le strabisme *alternant* se produit dans certaines conditions où la vision binoculaire est impossible. C'est, en général, l'œil dont l'acuité visuelle est la plus mauvaise ou dont l'anomalie de réfraction est la plus sensible, qui est dévié en dedans. Si, au contraire, les deux yeux sont doués de la même réfraction et d'une acuité égale, le sujet n'a plus aucune raison de fixer plutôt avec un œil qu'avec l'autre, et le strabisme devient *alternant*. — Le strabisme *faux, apparent,* se distingue du *vrai* ou *permanent*, par ce fait important que la vision binoculaire, malgré la difformité apparente, peut toujours s'exercer régulièrement, tandis que dans les déviations véritables, elle est constamment impossible. Il serait imprudent de toucher au strabisme apparent, sous peine de troubler la vision binoculaire qu'il faut au contraire respecter et chercher à déterminer pour le distinguer du strabisme vrai. Le moyen le plus simple est celui qui consiste à faire fixer un objet placé à trente centimètres et à cacher successivement chacun des yeux avec la main ou un plan quelconque. On ne devra observer alors, dans le strabisme apparent, aucun mouvement de redressement. De plus, pendant la lecture, un crayon, interposé entre les yeux et le livre, ne devra cacher aucune partie du texte. — On dit que le strabisme est *périodique* ou *intermittent*, quand la déviation ne se produit qu'à certains moments donnés. Cette forme, comme nous l'avons dit, est souvent susceptible de guérir spontanément ; mais il arrive aussi quelquefois qu'elle se termine par le strabisme monolatéral, permanent. —Enfin, le genre le plus fréquent de strabisme est le strabisme *permanent, monolatéral,* appelé aussi *concomitant, vrai,* pour le distinguer du strabisme paralytique. Et nous allons voir, par ce qui suit, que les caractères du strabisme permanent ont, avec ceux du strabisme spasmodique déjà décrit, une analogie frappante et des rapports assez étroits pour avoir pu permettre de les considérer comme un seul et même genre sous deux dénominations différentes. En effet, dans le strabisme *monolatéral, permanent* ou *spasmodique* de certains auteurs, que nous n'appellerons plus désormais que strabisme *vrai*, les mouvements des globes oculaires s'exécutent comme à l'ordinaire, *sauf la déviation du centre de la cornée* ; déviation qui est due,

pour les uns, à la rétraction, à l'excès de puissance d'un des
muscles de l'œil, ou à l'insuffisance musculaire de l'un de ces
derniers ; et pour les autres, comme M. Parinaud, à l'insuffisance de l'innervation de convergence. En sorte que si l'œil
strabique vient à fixer un objet pendant que l'œil sain est
caché par la main, ce dernier se dévie de la même distance
angulaire que le premier.

Quant à l'acuité visuelle des yeux louches ou strabiques, il est
à remarquer qu'elle est généralement mauvaise, surtout dans
le strabisme permanent, vrai, et qu'elle tend à diminuer d'autant
plus que l'on retarde davantage l'opération. Nous n'avons pas
à discuter ici les différentes opinions qui ont été émises, à diverses
époques, pour expliquer les causes de cette anomalie de l'œil ;
nous nous contenterons d'observer qu'elles ont joui tour à tour
d'un succès variable, selon qu'elles ont pu bénéficier des influences
puissantes dont nous parlait Andral, dans la citation que nous
en avons faite en tête de ce modeste travail. Continuons plutôt
à examiner les phénomènes importants de cette affection et les
conditions capables de faire ressortir les avantages et l'oppor-
tunité de l'opération du strabisme.

On s'est beaucoup préoccupé de l'absence de la diplopie chez
les strabiques. Cette sensation du dédoublement des objets, qui
est bien plus pénible que celle de la vision confuse, et dont la
production est conforme aux lois ou aux conditions de l'accomplissement de la vision binoculaire, cette sensation, disons-nous,
existe en réalité dès les premiers temps du strabisme. Mais il est
d'observation générale qu'elle disparaît promptement. Parmi
les hypothèses émises pour expliquer la disparition ou l'absence
de ce phénomène, celle de la neutralisation de l'image réti-
nienne de l'œil dévié paraît encore rester en honneur. Il se
produit un fait analogue à celui que l'on peut étudier quand on
a ce que l'on appelle le *regard vague*. L'accommodation, à ce
moment, n'est plus en jeu ; nous regardons sans voir, pour ainsi
dire. Les objets extérieurs forment bien leur image sur notre
rétine, mais sans y éveiller une sensation nette ou consciente.
Il faut, pour distinguer réellement, que la volonté de la percep-
tion visuelle intervienne, et notre rétine, qui n'est sans cela
qu'une sorte de miroir inconscient, a besoin d'un acte cérébral,

dont nous sommes maîtres, pour arriver à sentir qu'elle voit, à la notion de la vision, en un mot à voir. C'est ainsi que Javal interprète la neutralisation d'une des deux images pour éviter une diplopie fatigante. « Nous ne saurions mieux comparer, dit-il, la manière dont les strabiques négligent l'image d'un de leurs yeux, qu'à ce que nous faisons lorsque nous écoutons à volonté l'une ou l'autre de deux conversations tenues à notre portée. Pendant que nous écoutons l'une, l'autre ne nous échappe pas absolument. Tantôt volontairement, tantôt à notre insu, notre attention alterne ; mais jamais nous ne percevons un tout composé de l'ensemble des mots que nous entendons. Si la conversation qui nous intéresse est la plus bruyante des deux, il se peut même que l'autre passe inaperçue. » On peut expliquer de la sorte, par la neutralisation de celle des deux images rétiniennes qui est la moins nette, comment la diplopie est supprimée dans le strabisme. Cette neutralisation s'effectue d'autant mieux que le strabisme s'est développé plus tôt dans l'enfance ; car alors la rétine a pu subir aisément l'éducation nécessaire à ce résultat. C'est une condition qui paraît essentielle, sans que nous puissions, ici comme dans bien d'autres cas, en saisir la raison intime ; à tel point que, si le strabisme vient à se produire chez un adulte d'une façon accidentelle (traumatisme, déchirure ou paralysie d'un des muscles de l'œil), on voit se développer aussitôt une diplopie des plus gênantes que rien ne peut faire cesser.

L'opération du strabisme ou strabotomie étant, par ce qui précède, décrétée utile et seule capable de guérir le strabisme *vrai*, il ne nous reste qu'à examiner les *indications* et *contr'indications* les plus importantes de l'opération. Nous n'aurons plus ensuite qu'à formuler les conclusions, que nous ferons toutefois précéder de deux observations personnelles, à l'appui de la thèse que nous venons de soutenir. Rappelons seulement que le triomphe de l'opération et ses meilleurs résultats sont acquis dans les cas de *strabisme vrai, permanent, spasmodique,* sans nier, toutefois, qu'on ait pu en faire bénéficier certains strabismes paralytiques. On ne devra opérer que lorsque la déviation sera bien établie, c'est-à-dire qu'elle existe depuis un certain temps. L'observation a démontré, en effet, que certains strabismes guérissent spontanément après la disparition des causes productrices, par exemple, de l'expulsion de vers intestinaux, etc.

L'âge a surtout une sérieuse importance. La plupart des chirurgiens prescrivent de ne pas opérer avant l'âge de huit à dix ans, parce qu'il est nécessaire que l'enfant ait une certaine dose de raison pour se soumettre aux manœuvres opératoires. Si cependant on se rappelle que *la déviation oculaire amène un affaiblissement graduel de la rétine, partant, de la vision ;* qu'on peut, au moyen de certains artifices, maintenir les enfants et maîtriser les mouvements de ceux qui sont les plus indociles, qu'il en est qui sont pleins de courage et de résignation avant l'âge de huit ans, pendant que d'autres plus âgés sont intraitables, on incline à poser comme règle générale d'opérer vers l'âge de cinq à sept ans. Est-il besoin de dire qu'avec les moyens anesthésiques, toute crainte de résistance est écartée ? La cocaïne seule, comme analgésique local, peut suffire dans la plupart des cas. Le chloroforme, au contraire, doit être employé avec une certaine réserve, non tant à cause des inconvénients très rares qu'il peut présenter, qu'en raison de la difficulté qu'il oppose à un dosage exact de l'opération sur un sujet endormi, qui ne peut plus exécuter les mouvements oculaires si utiles pour permettre au chirurgien de se rendre compte du degré de redressement de l'œil. La vieillesse, cependant, ne constitue pas une contre indication absolue. Dieffenbach, à qui on attribue, non sans conteste, l'inauguration de la strabotomie, a pratiqué cette opération sur un sujet âgé de 65 ans, et on verra, dans la deuxième de nos observations, que nous avons obtenu un excellent résultat sur un jeune homme de 22 ans. L'abstention est de règle quand l'œil strabique est atteint d'une cataracte centrale, quand l'organe s'est dévié après l'établissement d'une pupille artificielle ou à la suite d'une synéchie antérieure.

Disons enfin qu'il est utile, pour satisfaire plus complètement aux indications d'une opération raisonnée, de tenir compte du degré de strabisme. On se base, pour mesurer cette déviation oculaire, sur la verticale imaginaire passant par le milieu de la fente palpébrale, et on dit que le strabisme est de *quatre à cinq* millimètres, par conséquent opérable, selon que le centre de la pupille est écarté de cette ligne de *quatre à cinq* millimètres.

Cette mesure, au coup d'œil, étant susceptible de variations capables de nuire à la précision de l'opération, on a imaginé des instruments appelés *strabomètres* et destinés à mesurer plus rigoureusement le quantum de déviation.

Observation I. — Mlle B..., âgée de huit ans, est affectée d'un strabisme convergent très prononcé de l'œil gauche qui donne à sa physionomie charmante un aspect étrange, dont les parents sont légitimement désolés. Consulté sur les moyens à prendre pour remédier à cette difformité du regard, je conseille d'emblée l'opération, et j'insiste avec détails sur les raisons qui militent en faveur de cette détermination à l'exclusion de toute autre. Après quelques jours d'hésitation, l'opération est acceptée en avril 1891 et ajournée au 8 mai suivant, pour permettre au médecin ordinaire, éloigné et ami de la famille, de venir y assister. L'enfant manifeste d'abord une grande appréhension mêlée de pleurs; mais elle se calme bientôt et fait preuve d'une énergie et d'une résignation touchantes, quand je lui fais constater que l'instillation de la cocaïne entre les paupières rend son œil insensible au contact simple des instruments. L'adducteur gauche est sectionné à une certaine distance de son insertion tendineuse, avec large débridement des tissus environnants pour arriver à obtenir un redressement complet du globe oculaire dévié. Application d'un seul point de suture des lèvres de la plaie conjonctivale; lotions et pansement simple à l'acide borique, avec bandage monocle modérément serré. Les suites de l'opération ont été des plus bénignes, et la guérison a été définitive au bout de dix jours. Cependant la petite opérée m'est ramenée après trois semaines par son père, attristé, qui m'annonce que son enfant ne voit plus aussi clairement qu'avant l'opération. Les lettres moyennes d'un alphabet, qu'elle lisait facilement, ne sont plus distinguées que comme des lignes au lieu d'avoir la forme de chacun des caractères imprimés.

Voici donc le moment d'insister sur la nécessité des exercices *orthophthalmiques* et de mettre en évidence les raisons physiologiques pour lesquelles ils m'ont donné, dans les deux cas présents et choisis parmi plusieurs autres, les bons résultats définitifs que l'on va voir.

Cet état de la vision confuse après l'opération tient à ce que cette vision, qui était *monoculaire* avant le redressement de l'œil, est devenue *binoculaire* par le fait de la section du muscle rétracté. La vision des objets, et surtout des caractères imprimés, exige, pour être nette en regardant avec les deux yeux, que les axes optiques des deux organes convergent exactement. Sans cette condition indispensable, la diplopie a lieu, parce que les images ne se forment plus sur des points *correspondants, symétriques* des deux rétines. La convergence des axes optiques ne peut avoir lieu que si les muscles adducteurs des deux yeux se contractent ensemble d'une façon déterminée. Or, dans le strabisme convergent, variété la plus commune, le muscle adducteur est sectionné pour remédier à la déviation de l'œil, le bout central contracte de nouvelles adhérences avec la sclérotique, et dès lors les mouvements imprimés au globe par le muscle coupé ne s'accomplissent plus dans des conditions semblables aux mouvements de même sens du globe opposé. Il peut arriver aussi qu'un strabisme convergent soit dû, en partie, à l'intervention du muscle droit supérieur ; et, alors même que la section de l'adducteur (droit interne) est suivie d'un redressement de l'œil, l'excès relatif d'action du droit supérieur, du côté opéré, pourra donner lieu à une légère déviation de l'organe en dedans, pendant la vision binoculaire, ce qui rendra la vision confuse. En fermant l'un ou l'autre œil, c'est-à-dire en convertissant la vision *binoculaire* en vision *monoculaire,* l'opérée peut lire aussi aisément avec l'œil gauche opéré qu'avec l'œil droit. Pour obtenir la lecture avec les deux yeux simultanément, on s'aperçoit qu'elle imprime à l'œil opéré un mouvement exagéré en dedans, qui porte cet œil tellement près de l'angle interne ou côté nasal de l'orbite, que le strabisme convergent se reproduit comme avant l'opération. L'enfant, par cet artifice, cherche à annihiler l'image la moins nette, c'est-à-dire qu'elle convertit *instinctivement* la vision binoculaire en vision monoculaire.

Il faudrait bien se garder de négliger le traitement de cet état anormal post-opératoire de la vision binoculaire, car il n'est pas au-dessus des ressources de l'art, et toute imprévoyance de ce genre pourrait amener, par le mécanisme qui vient d'être indiqué, un retour du strabisme. Aussi, ai-je ordonné une série d'exercices *orthophthalmiques*, consistant ici dans le travail méthodique et réglé des deux yeux simultanément, par la lecture de caractères imprimés de grandeur décroissante. On est ainsi parvenu, en peu de temps, à régulariser la contraction des deux muscles adducteurs et à prévenir la diplopie, c'est-à-dire l'impossibilité de voir nettement. Si je n'avais pas constaté d'amélioration par ce moyen, j'aurais alors conseillé l'usage des exercices *stéréoscopiques* de Javal, mentionnés plus haut, qu'il serait trop long de décrire et dont les avantages seraient plus certains à ce moment qu'avant l'opération.

Observation II. — M. F..., employé de commerce à Montauban, âgé de 22 ans, est atteint, depuis son jeune âge, d'un strabisme convergent marqué de l'œil gauche, avec très légère déviation en dedans de l'œil droit. L'opération m'est demandée, surtout au point de vue esthétique, d'après mes réserves formelles sur tout autre résultat. Je fais, en effet, remarquer au sujet que l'acuité visuelle de cet œil gauche étant sensiblement amoindrie, vu son incorrection congénitale et son inactivité partielle déjà ancienne, il n'y aura pas lieu d'espérer une amélioration notable de la vision ; que, toutefois, l'opération aura pour but, en ramenant la macula dans une situation meilleure, de mettre en rapport avec l'excitation extérieure des portions de rétine condamnées jusqu'alors à un repos relatif, et d'empêcher au moins de la sorte la diminution de la force visuelle existante.

L'opération a lieu le 3 juillet 1882, avec le concours dévoué de son médecin, M. le docteur Lagarde. Le malade consent, sur mon avis raisonné, à me laisser opérer sans l'aide du chloroforme ; et, malgré l'absence de l'anesthésie locale par la cocaïne, qui n'était pas encore usitée, il supporte parfaitement les manœuvres délicates de l'opération que je fais par ténotomie simple, avec débridement gradué des adhérences musculaires voisines.

D'ailleurs, pas d'incidents opératoires à noter ; pansement simple après un seul point de suture conjonctivale et guérison rapide au bout de quinze jours environ. Dès que l'œil put être débarrassé définitivement du bandage monocle et exercer sa vision, il se produisit tout d'abord, dans la vision binoculaire comme en pareil cas, une diplopie de moyenne intensité qui gênait le malade et l'inquiétait même. Je le rassurai et lui prescrivis toutefois de faire tous les jours quelques instants d'exercices *orthophthalmiques* nettement indiqués, et je pus lui annoncer la disparition prochaine de ce phénomène pénible. Un mois après, la vue était normale, le travail binoculaire pouvait s'accomplir et le redressement de l'œil strabique était assez parfait pour ne plus laisser deviner la difformité antérieure.

CONCLUSIONS

1º Le strabisme est une difformité visuelle de l'œil qui ne saurait bénéficier, comme traitement curatif, des moyens médicaux par les mydriatiques ou les myotiques, non plus que des moyens *orthoscopiques* par les louchettes, les verres convexes, concaves, prismatiques, ni des appareils appelés *stéréoscopes ;*

2º L'étude du mécanisme de ces différents procédés, comparée au mode d'action et aux résultats de la strabotomie, résout en faveur de cette dernière opération l'application du traitement à instituer pour obtenir le redressement de l'œil strabique ;

3º Les indications et contre-indications de l'opération relèvent, en partie, de l'âge du sujet, du genre de strabisme (vrai, permanent, convergent ou divergent), et de l'absence de toute complication du côté du globe oculaire ou de ses différents milieux ;

4º Les résultats satisfaisants de l'opération seront surtout assurés par l'institution d'exercices *orthophthalmiques* ou *stéréoscopiques* méthodiques, exclusivement utiles et indispensables après l'opération, pour prévenir la diplopie consécutive et rendre la vision nette.

(Imp. Thomas à Toulouse.)

272

www.ingramcontent.com/pod-product-compliance
Lightning Source LLC
Chambersburg PA
CBHW050402210326
41520CB00020B/6424